AUTOPLASTIE

DE

LA MAIN

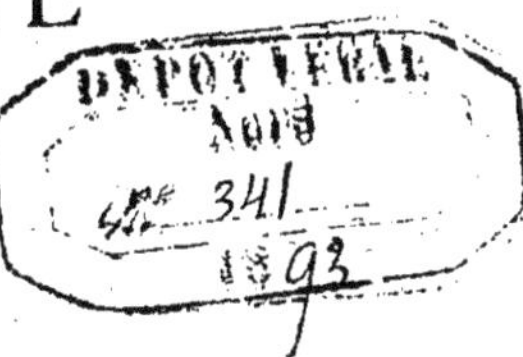

Par le Docteur Fr. GUERMONPREZ,

Membre correspondant de la Société de Chirurgie de Paris
et de l'Académie royale de médecine de Belgique.

AVEC 50 FIGURES DANS LE TEXTE.

LILLE

ARRÉ, ÉDITEUR

Grand'Place.

PARIS

O. DOIN, ÉDITEUR

Place de l'Odéon.

1893

AUTOPLASTIE DE LA MAIN

PAR

DÉSOSSEMENT D'UN DOIGT

L'exossation ou désossement d'un doigt est une opération très connue comme opération partielle. On l'a plus rarement pratiquée sur la totalité de l'un quelconque des doigts (1).

Par trois fois, je me suis trouvé amené à y recourir et à prolonger l'exérèse jusqu'au milieu du métacarpien correspondant. — Afin de faire apprécier la valeur de cette opération, j'ai l'honneur de présenter à l'Académie (2) la relation succincte des faits.

Le premier est dû à un coup de cylindres, le second à une plaie par ratissage, le troisième à une brûlure profonde : ce sont précisément les causes principales, celles qui déterminent le plus communément la perte de la valeur fonctionnelle de la main, sans imposer l'amputation du membre.

Il faut cependant y ajouter les coups d'engrenages.

M. le Dr Véroudart (de Noyon) a décrit les résultats fâcheux

---

(1) J'apprends très tardivement, qu'en 1881, à Lille même, M. le Prof. Folet a proposé une opération presque identique (*Rolland*; *Thèse.Lille 1881*); mais il ne paraît pas que le projet ait été suivi de réalisation. Je ne veux laisser à aucun autre le soin de reconnaître à qui de droit une priorité d'idée, que j'ignorais, mais qui est incontestable (Fr. Guermonprez).

(2) Lecture faite à l'*Académie de médecine de Paris*, 25 août 1891.

d'une conservation exagérée : Après la gangrène et l'élimination spontanée d'un médius, une rétraction cicatricielle a
déterminé une sorte de chevauchement de l'annulaire sur
l'index et a entravé le mouvement de cet index comme le
montrent les figures 1, 2 et 3 (A. Véroudart; *Des limites de
la conservation après les traumatismes de la main* : Thèse
Paris, 1887, pp. 106, 107).

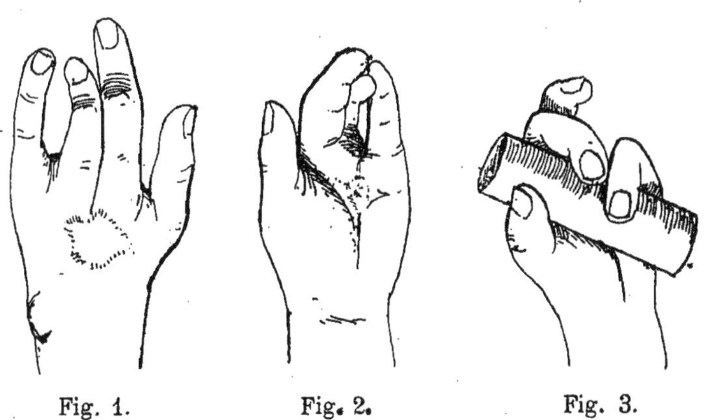

Fig. 1.   Fig. 2.   Fig. 3.

« La flexion et la préhension n'existent que pour le pouce
et pour l'auriculaire....; l'annulaire demeure allongé, immo-
bile. » Il est, par conséquent, non seulement inutile par lui-
même mais encore nuisible au fonctionnement de l'index qui
serait mieux utilisable, s'il n'était pas entravé.

Le même auteur a fait connaître un autre cas plus concluant,
causé par une plaie par ratissage (coup de carde). La conservation fut obtenue ; mais l'oblitération de la dernière fistule ne
fut définitive que 2 ans 1/2 après l'accident ; et l'usage de la
main ne devint utilisable que 3 ans seulement après l'accident.
Les mouvements des médius et annulaire sont presque totalement perdus. Ceux de l'auriculaire sont considérablement
entravés par un tissu cicatriciel dorsal (fig. 4 et 5). C'est pourquoi le malheureux ouvrier, tout en conservant la totalité
numérique de ses doigts, s'est trouvé réduit à quitter sa

profession de cardeur et à devenir simple manœuvre de maçon.

« Pour éviter de tomber de l'échelle, il fait de sa main une sorte de crampon, de façon à placer l'échelon dans le pli palmaire de son poignet.

» Pour gâcher le mortier, il ne peut faire la manœuvre de force alternativement de la main droite et de la main gauche. Sa main droite sert de conductrice ; et, quand sa gauche est trop

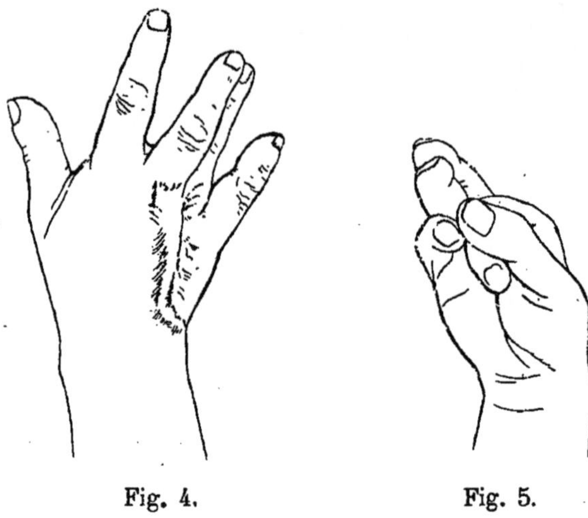

Fig. 4. Fig. 5.

fatiguée, c'est l'impulsion du genou correspondant, qui vient y suppléer. » (A Véroudart, p. 109.)

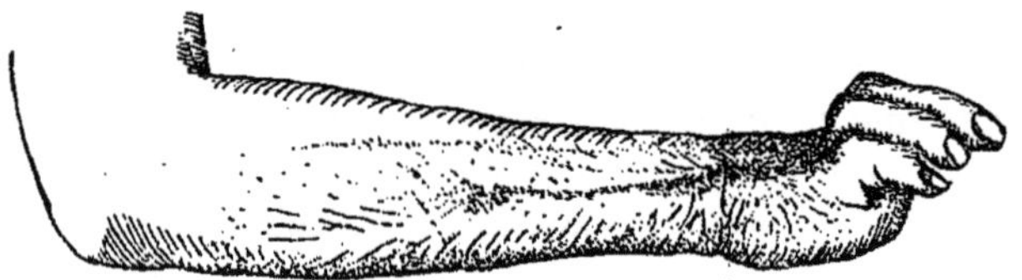

Fig. 6.

La ruine de la fonction du membre est plus déplorable encore, lorsque deux causes viennent s'accumuler, pour contribuer à l'étendue et à la profondeur de la perte de substance des parties molles. M. le Dr Delbecq (de Gravelines) en a fourni une démonstration, en faisant connaître les conséquences d'un traumatisme complexe (dans un séchoir de papier), chez un sujet observé vingt-cinq ans après l'accident. Dans ce cas, le coup de cylindre était compliqué de brûlure profonde.

Le pouce a conservé une partie de ses mouvements de flexion et d'extension, mais il a perdu tous ceux d'adduction et d'abduction et surtout ceux d'opposition : « aussi le sujet est-il capable d'écrire ; mais il se fatigue bientôt : avant de

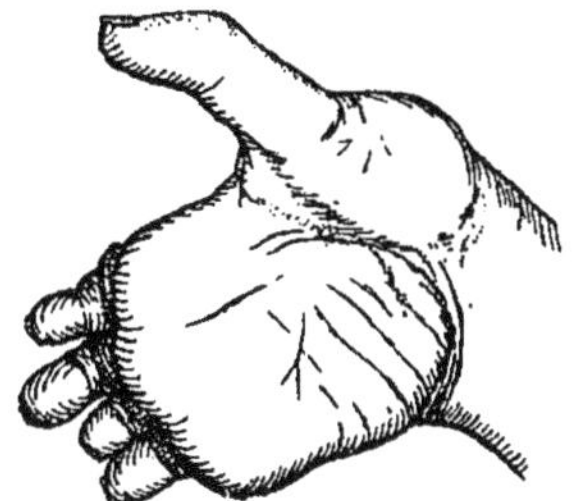

Fig. 7.

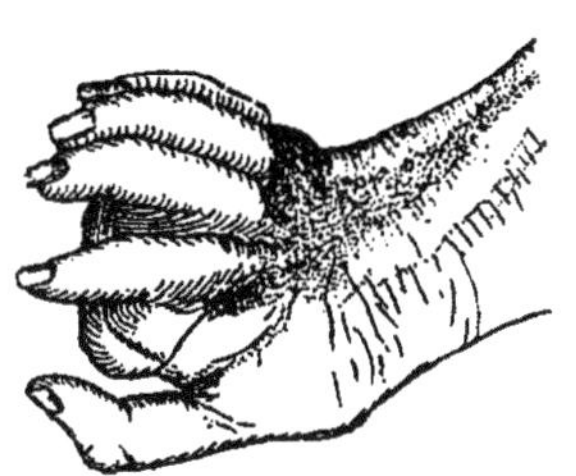

Fig. 8.

terminer une page d'écriture, il est pris de tremblement, de douleur crampoïde ; et l'impossibilité de ce genre de travail est absolument la même que dans les cas de crampe des écrivains de nature idiopathique.

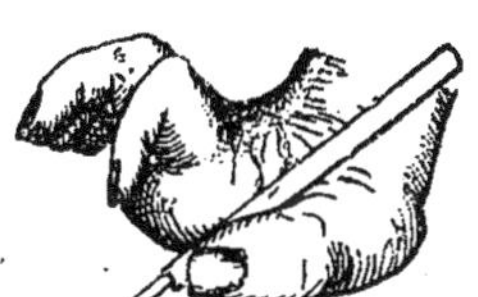

Fig. 9.

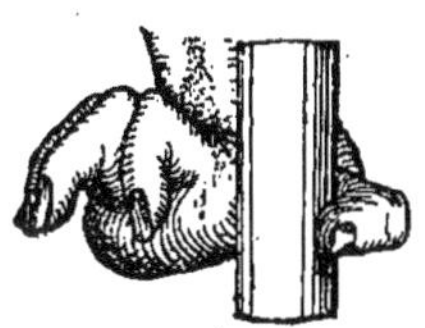

Fig. 10.

» Le sujet peut saisir une manivelle, un marteau, comme le montre la fig. 10 ; mais, pour cet acte, comme pour celui de l'écriture (fig. 9), le pouce fonctionne seul, sans autre point d'appui que la tête du second métacarpien. Il en résulte un geste forcé, d'une extrême débilité, dont le sujet n'a jamais su trouver l'utilisation » (1).

Ces faits, tardivement observés, sont les seuls qui permettent de bien juger la valeur des résultats obtenus ; — ils échappent trop souvent aux chirurgiens et ils sont encore trop peu connus, bien que nombreux et parfois déplorables. — C'est pourquoi la conduite à tenir est peu uniforme, malgré l'égale sollicitude de tous les chirurgiens pour sauvegarder la valeur fonctionnelle, qui est l'unique valeur réelle de la main des ouvriers.

Lorsqu'un doigt est simplement inutile, on peut le *conserver* sans grand inconvénient.

Lorsque ce doigt devient une entrave au bon fonctionnement du reste de la main, c'est sagesse d'en faire le sacrifice ; — et la plupart des chirurgiens tombent d'accord pour admettre que l'*amputation* est absolument indiquée.

L'amputation pure et simple est bien sommaire et elle peut souvent suffire.

Il est des cas, où le traumatisme a déterminé des lésions plus étendues et où la perte de la valeur fonctionnelle d'un doigt n'est que le petit côté. Plus importantes et plus graves sont les pertes de substance de la face palmaire, ou de la face dorsale de la région métacarpienne : c'est là qu'est alors toute la gravité du traumatisme, qui réduit le blessé à l'état d'invalide.

Sans doute il est toujours pénible de faire le sacrifice d'un doigt ; et il faut tendre à l'épargner, en appliquant à la main le bénéfice des divers procédés connus d'autoplastie. — C'est ainsi que les greffes de toute nature devaient être tentées, et plus spécialement la greffe humaine dermo-épidermique ; — et elles l'ont été en effet.

---

(1) Dʳ H. Delbecq (de Gravelines, Nord). *Brûlure par les cylindres sécheurs d'une fabrique de papier ; résultats éloignés de la conservation. J. des sc. méd. de Lille. 1885. 380.*

Personnellement, j'ai plusieurs fois pratiqué des greffes animales dans ces circonstances : le résultat fut toujours satisfaisant au point de vue de la reconstitution des téguments ; mais il fut une constante déception au point de vue de la réparation fonctionnelle.

Dans un cas de cheiroplastie après brûlure, Jones (*the Lancet*, 1877) transplanta quatre petits morceaux de peau pris sur le bras. Ces greffes réussirent.

Darwel (*Méd. press and circular*, 1866) emprunta un lambeau à la fesse, et James Adams (*the Lancet*, 3 déc. 1882), à la partie latérale de la poitrine, pour réparer une perte de substance de la main, d'après la méthode italienne. (Cf. Polaillon, 221.)

Les greffes humaines, selon la méthode de Thiersch, réussissent également bien entre les mains d'un chirurgien habile ; mais il faut, pour juger la méthode, apprécier les résultats tardifs.

Pour en fournir une nouvelle démonstration, les circonstances étaient propices chez une ouvrière âgée de 16 ans seulement : — le traumatisme avait supprimé presque toute la peau de la face dorsale des quatre derniers métacarpiens jusque vers le milieu de la face dorsale des phalanges métacarpiennes correspondantes ; les tendons extenseurs des annulaire et auriculaire étaient éliminés peu à peu dans une étendue de trois centimètres. Cinquante jours après l'accident, la plaie était bien détergée et elle était recouverte de bourgeons charnus réguliers : c'est

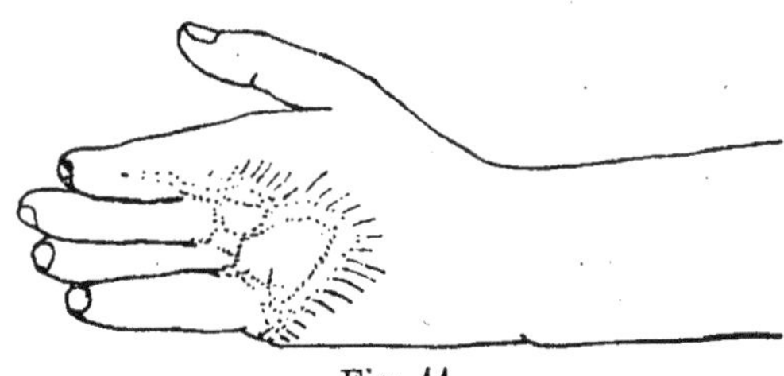

Fig. 11.

alors que mon savant collègue, M. le prof. Duret, applique des greffes de Thiersch ; les greffes réussissent et la jeune fille quitte l'hôpital avec une plaie parfaitement cicatrisée, soixante-douze jours après son accident. — Trois mois plus tard, je suis amené à apprécier la valeur fonctionnelle de cette main. La fig. 11 permet de juger l'étendue des cicatrices, dont la couleur, la souplesse et la résistance sont de très bonne nature. La fig. 12 montre le chevauchement partiel de l'auriculaire sur l'annulaire. La figure 13 montre l'insuffisance professionnelle des mouvements de flexion des doigts. D'ailleurs l'exploration des mouvements provoqués de ces doigts montre l'ankylose de l'annulaire ; et l'impossibilité de faire plus de 40° pour le médius, ce qui n'est réalisable que pour l'articulation métacarpo-phalangienne seulement. Il faut donc bien le reconnaître, ces limites de mouvements sont incompatibles avec la fonction de la préhension, qui est le propre de la fonction de la main. — Le chirurgien ne saurait être mis en cause. C'est la méthode, qui, malgré son habile application, s'est trouvée n'être pas suffisante.

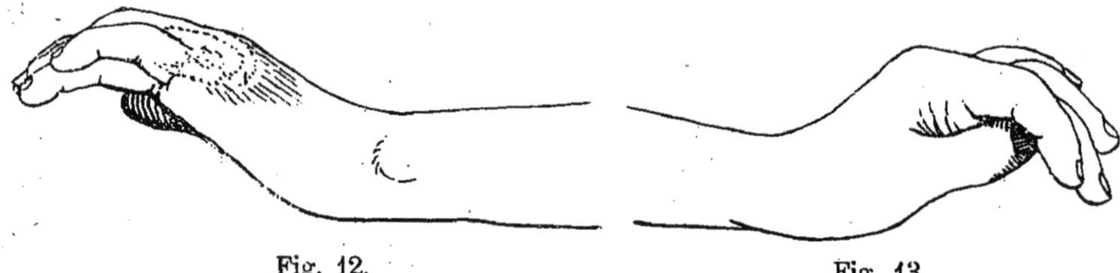

Fig. 12.   Fig. 13.

« Tous les auteurs prescrivent d'examiner tout d'abord les fonctions des doigts, écrit M. Verneuil. A quoi servirait-il de séparer cas appendices, s'ils étaient privés de leurs tendons, si les os étaient fusionnés, les articulations ankylosées ?.... si la peau était complètement détruite et tout à fait impropre au toucher, il y aurait encore contre-indication. Il y aurait peu de bénéfice, en effet, à obtenir la séparation d'une série de baguettes, qu'on me passe l'expression, immobiles et insensibles. » (1).

---

(1) A. Verneuil. *Journ. des conn. méd. chir. de Martin-Lauzer*, 1er mars 1856, p. 113.

Lorsque là greffe est pratiquée sur un sujet encore jeune, lorsqu'elle est appliquée par un chirurgien d'une incontestable habileté et qu'elle aboutit à un résultat aussi insuffisant, il devient rationnel d'y renoncer.

L'amputation d'une part, le greffe d'autre part, sont donc des ressources insuffisantes. C'est ainsi que tout naturellement le désossement arrive à trouver son indication.

Pratiqué dans des étendues diverses et dans des conditions variées, le désossement est une opération qui n'est pas encore jugée.

M. le prof. Farabeuf a bien écrit : « Conserver le doigt correspondant à un métacarpien qu'on est obligé d'extirper en totalité. c'est faire une opération aléatoire. Qu'importe un doigt de plus ou de moins, surtout un mauvais doigt? » (*Précis de manuel opératoire*, 1889, 696).—Cette appréciation ne saurait être opposée au désossement total dans un but d'autoplastie. — Elle indique seulement qu'il faut savoir faire le sacrifice d'un doigt, lorsqu'il n'est plus utilisable.

On peut discuter si Dessaix, chirurgien de l'Université de Turin, peut être considéré comme le précurseur de l'exossation d'un doigt. Il semble avoir fait le sacrifice systématique d'un index, sans en avoir exécuté l'exact et délicat désossement.

Pour opérer un cas de syndactylie totale, « il s'agissait de chercher dans l'art des moyens pour suppléer aux défauts de la nature. Mes vues furent de séparer, avec le bistouri, cette masse en petites portions, pour en faire des doigts ; et, ayant pris mes dimensions, j'ai vu que la nature ne serait pas suffisante pour nous donner cinq doigts, qui auraient été faibles, avortons et comme atrophiés. J'ai mieux aimé n'en faire que quatre, dont il pût se servir.

» ..... Pour parvenir à faire un pouce, étant le plus nécessaire à la main, j'ai plongé un bistouri droit en dehors ; et, l'ayant enfoncé....., j'ai incisé jusqu'à l'extrémité, qui était toute ossifiée : j'en ai fait deux autres à distance convenable : de sorte que ce qui était en place de l'index a été divisé en deux parties : l'une pour améliorer le pouce et l'autre le médius, n'y ayant pas assez de matière, comme je l'ai déjà dit, pour les cinq doigts...... » (1).

M. le prof. A. Verneuil a le premier précisé, en termes formels, l'indication du principe du désossement, le 1ᵉʳ avril 1856. A cette époque, la question était encore méconnue, sinon ignorée.

« Je pose à la sagacité des chirurgiens le problème suivant : Si la main était absolument sans usage; si, par suite d'une brûlure surtout, les doigts étaient mutilés, agglutinés, fléchis, immobiles, recouverts d'une peau très tendue,...... faudrait-il s'abstenir complètement, ou opérer? — Dans le dernier cas, quelle ressource serait utile? — Il serait à la rigueur possible d'amputer le membre pour mettre un terme au moins aux douleurs, aux tiraillements de la cicatrice ; — mais ne serait-il pas permis de recourir à une autre pratique, incertaine, il est vrai, mais qui aurait chance de sauver au moins quelques pièces de la main?

» On sait qu'après les mutilations les plus graves de cet organe, on s'estime heureux de sauver le pouce, même seul, ou avec un seul doigt, de manière à garder une pince mobile, qui par suite permet une préhension très utile, quoique rudimentaire. — Ne pourrait-on pas se décider d'emblée à quelques sacrifices partiels pour conserver quelque chose et faire une sorte de part à la destruction ?

» Je m'explique. On se rappelle l'opération de Dessaix... Toute singulière que soit cette idée, elle ouvre le champ à la réflexion et permet de se poser la question suivante : — Ne serait-il pas permis, en présence d'une malformation portée

---

(1) M. Dessaix.— Observation intéressante sur un vice de conformation singulier. — *Journal de médecine, chirurgie, pharmacie,* etc., par Vandermonde, t. XIV, mars 1761, p. 275. Paris.

très loin par la nature, ou par un accident, de sacrifier un doigt pour avoir plus d'étoffe pour en former quelques autres? Ne pourrait-on pas, si je puis ainsi dire, remplacer la quantité par la qualité? — Je prends un exemple : Trois doigts voisins, le pouce, l'index, le médius, je suppose, sont déformés, rétractés, unis en une seule masse; leurs usages sont perdus et ils sont devenus plus gênants qu'utiles. Si on essaye de les séparer par l'incision, la récidive imminente reproduira la difformité, car il n'y aura pas assez de peau pour obtenir la réunion immédiate des plaies latérales, seule condition qui offre des chances suffisantes de succès Que perdrait-on en en supprimant le squelette de l'index, et en utilisant la peau qui le recouvre à recouvrir complètement les faces correspondantes du médius et du pouce? On arriverait ainsi sans peine à former entre ces deux doigts une commissure large et souple...... La désarticulation du doigt sacrifié augmenterait sans doute les chances funestes de l'opération ; mais cela serait toujours moins grave que l'amputation de la main......

» Je crois qu'on pourrait dans beaucoup de cas utiliser à la réparation de la main le tissu cicatriciel lui-même, malgré son peu de vitalité ; car, grâce à une dissection soignée, qui consisterait à ne supprimer rigoureusement que les os et les tendons, la peau serait épaisse, le tissu cellulaire sous-cutané resterait intact, et la gangrène, par conséquent, serait peu à craindre.

» Tout en faisant avec réserve la proposition précédente, je tiens à démontrer que je ne l'appuie pas seulement sur l'idée bizarre de Dessaix, mais bien aussi sur un fait tiré de la pratique d'un chirurgien très habile, Nélaton. »

Après avoir enlevé un épithélioma de l'extrémité inférieure de la face dorsale du troisième métacarpien (1), Nélaton fit le désossement du médius, puis la désarticulation métacarpo-

---

(1) A. Verneuil (*J. des conn. médico-chir.* de Martin-Lauzer, 1ᵉʳ avril 1856. Paris, pp. 173, 174, 175)

phalangienne et enfin l'autoplastie du dos de la main au moyen du lambeau de peau fourni par le médius.

On s'en tenait, jusqu'ici, à la comparaison critique des procédés opératoires adressés à la syndactylie accidentelle ; et on admettait que « les opérations, que l'on peut tenter dans ces cas, sortent du domaine des opérations réglées. » (Polaillon.)

1° *Procédé ancien :* Après la section de l'adhérence, compression méthodique et continue, qui mette obstacle à l'extension de la cicatrice (Dupuytren) ; — ou bien section réitérée toutes les 24 heures sur l'angle d'union, là où menace la récidive (Amussat) ; — ou bien intercalation immédiate et suture d'un lambeau dermique dans l'angle dont il s'agit. (Zeller, de Vienne) ;

2° *Procédé de Rudtorfer :* Percer au moyen d'un trocart le point, qui doit être le sommet de l'angle à obtenir ; y placer un fil de plomb, qu'on y laisse jusqu'à cicatrisation complète ; ensuite seulement, section du pont cutané et pansement ordinaire ;

3° *Procédé autoplastique* (Boyer, Velpeau, Vidal) : Lambeaux distincts disséqués et suturés isolément pour chacun des doigts. Malgaigne a employé ce procédé pour l'adhérence des doigts. (*Médecine opératoire*, édition de M. Le Fort, Paris, 1888, I, 171.) — Un procédé analogue, mais non identique, a été appliqué par Jules Guérin pour une flexion palmaire d'un doigt. (Alph. Guérin, *Chir. opér.*, 1874, p. 324.) — Dieffenbach commence par exciser tout le tissu cicatriciel ; puis il dissèque un lambeau de peau qu'il attire entre les lèvres de la plaie. — Didot, de Liège, 1850, dédouble la palmature et suture le lambeau palmaire à un doigt, et le lambeau dorsal à l'autre doigt. — Décès (*Soc. chir.*, 1858) fait une greffe par glissement du lambeau d'union ; ce lambeau est sectionné sur ses parties latérales, mais il est laissé totalement adhérent et intact au sommet de l'angle, que l'on rabat sur la commissure et que l'on fixe au besoin.

Dès 1851, Courty avait discuté la pathologie des cicatrices ;
il avait donné les indications chirurgicales qui s'y rapportent,
et il avait enfin érigé en méthode absolue l'excision totale du
tissu cicatriciel ; mais il n'avait pas été plus loin (1.)

Le 17 avril 1857, il pratiqua une première autoplastie de la
main, au moyen des lambeaux obtenus par désossement d'un
doigt.

La blessée, âgée de 20 ans, avait eu la main droite
ratissée par une carde. Le médius était accolé dans toute son
étendue à la paume de la main, et sa présence dans la région

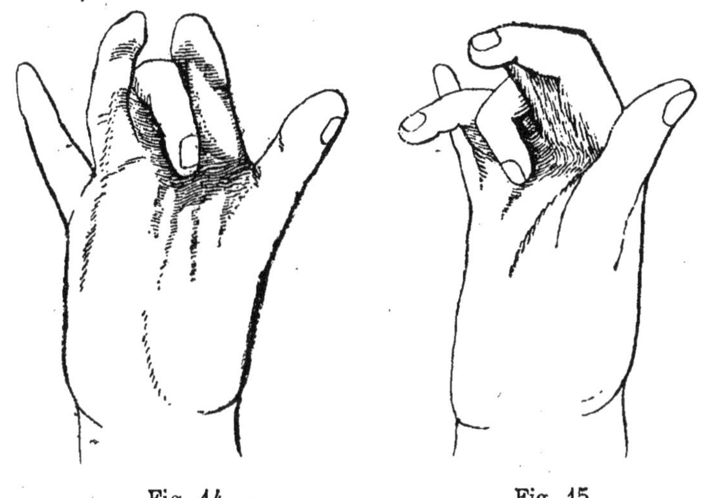

Fig. 14.   Fig. 15.

palmaire *empêchait* l'opposition du pouce avec les deux
derniers doigts ; elle la rendait même très difficile pour l'index,
puisqu'elle ne permettait pas l'interposition d'un corps volumi-
neux entre les deux premiers doigts (fig. 14 et 15).

Courty enlève la totalité du tissu inodulaire de la face palmaire des index et médius ; il désarticule le médius, après

---

(1) Mémoire inséré dans les *Comptes rendus de la Clinique chirurgi-
cale de Montpellier*, p. 273.

avoìr disséqué les téguments sains, (qui recouvraient sa face
dorsale et ses faces latérales), et en avoir fait (fig. 16) deux

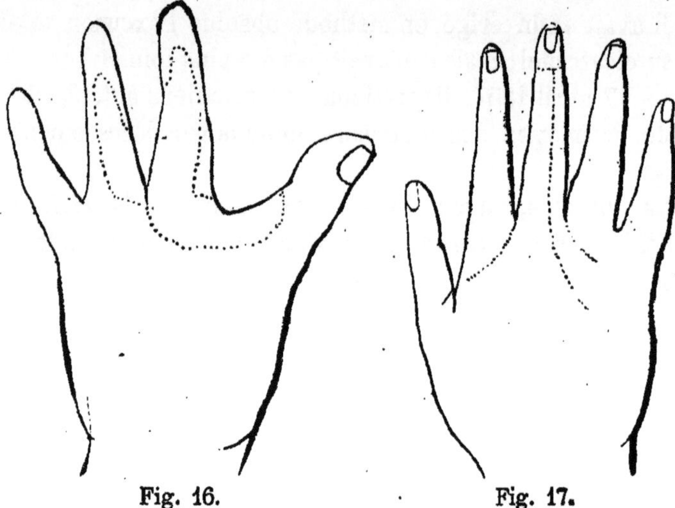

Fig. 16.   Fig. 17.

lambeaux, un postéro-interne et un postéro-externe. Ce dernier fut subdivisé lui-même. (C'est probablement ce morcelle-

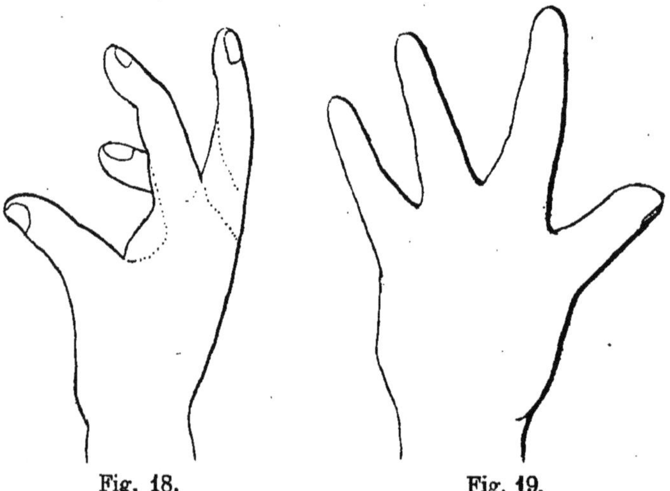

Fig. 18.   Fig. 19.

ment qu'il faut rendre responsable de sa gangrène partielle).

Les lambeaux furent suturés comme le montrent les fig. 17 et 18.

Six semaines après l'opération, la jeune fille se servait de sa main pour balayer, transporter des objets fragiles, etc. Les seules déformations qui aient subsisté, sont une minime flexion des index et auriculaires et aussi un peu d'adduction du pouce (1).

Le 30 avril 1865, dans le service de Sédillot à Strasbourg, M. Eug. Bœckel, pratique une autoplastie moins importante sur un enfant de deux ans.

Une petite fille, atteinte de syndactylie du médius et de l'annulaire gauches, avait été opérée une première fois à l'âge de 15 jours : ce fut un insuccès : il y avait récidive ; le tissu de cicatrice était épais, irrégulier et maintenait les doigts fléchis dans la paume de la main. La phalangette manquait à l'annulaire, tandis que celle du médius était large, revêtue d'un ongle également large avec une saillie médiane, longitudinale, indice d'une fusion congénitale. La fonction de la main était entravée par la rétraction palmaire et par la masse considérable de la cicatrice. M. Bœckel, voyant pour la première fois l'enfant alors âgée de deux ans. fit le désossement de la phalangine de l'annulaire, reporta la peau disponible sur la portion cruentée de la phalange méta-carpienne de ce même doigt et se prémunit davantage encore contre une récidive, en intercalant dans la commissure de ces doigts un petit lambeau triangulaire dorsal, selon la méthode de Zeller. L'enfant guérit (2).

Cependant ces faits n'eurent pas de retentissement. Celui de Courty ne figure sous aucune forme dans la thèse de con-cours de M. Panas : « *Des cicatrices vicieuses et des moyens d'y remédier*, Paris, 1863. »

---

(1) Courty, *Montpellier médical*, 1858. t. Ier, p. 149. Cf. Hanotte, *Restauration fonctionnelle du pouce*. Thèse de Lyon, 1888, p. 18.

(2) *Gazette des hôpitaux*, obs. de M. Schnell. 28 sept. 1865, p. 453.

En 1884, dans l'article Main du *Dictionnaire encyclopé-dique*, M. Polaillon appuie le précepte de MM. Verneuil et Courty. Il trouve « excellent de *sacrifier le squelette du doigt le plus imparfait* et de conserver son enveloppe tégumentaire pour faire des lambeaux, qui serviront à réparer les autres doigts. Mieux vaut, ajoute-t-il, avoir moins de doigts à la main, mais des doigts indépendants, mobiles et capables de rendre des services... » (p. 219). Lorsque la syndactylie acci-dentelle est irrégulière, lorsqu'il y a des adhérences anté-rieures ou postérieures du doigt, M. Polaillon se prononce catégoriquement : « Le sacrifice d'une ou de plusieurs pha-langes, d'un ou de plusieurs doigts, est le seul procédé qui permette de restaurer certaines difformités de la main... » (p. 220).

Plus loin, M. Polaillon insiste à nouveau : « Avant d'entre-prendre une restauration pour des cicatrices vicieuses de la main, il importe d'explorer attentivement cet organe, afin de bien saisir les indications et les contre-indications. Si les arti-culations sont ankylosées, si les tendons sont détruits, si les cicatrices adhèrent aux os, il vaut mieux s'abstenir de toute intervention » (p. 221). — C'est assez dire que, si de semblables ruines sont limitées à un doigt, il est indiqué d'en faire le sacrifice, avec le loisir d'en utiliser les restes au moyen du désossement.

Le 11 août 1886, M. le Dr H. Toussaint, médecin-major de l'armée française suivit ce précepte et fit la désarticulation du médius et ensuite l'autoplastie à l'aide des téguments pal-maires de ce doigt.

Il s'agissait d'un mendiant

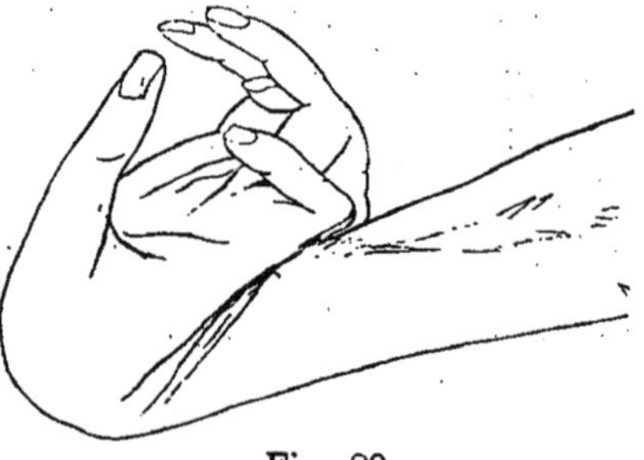

Fig. 20.

âgé de 10 ans, qui, au Tonkin avait été atteint à la main droite par une morsure de serpent. Le pansement avait été fait au moyen d'une sorte de chaux caustique, dont l'application avait été suivie par de vastes et profondes plaques de

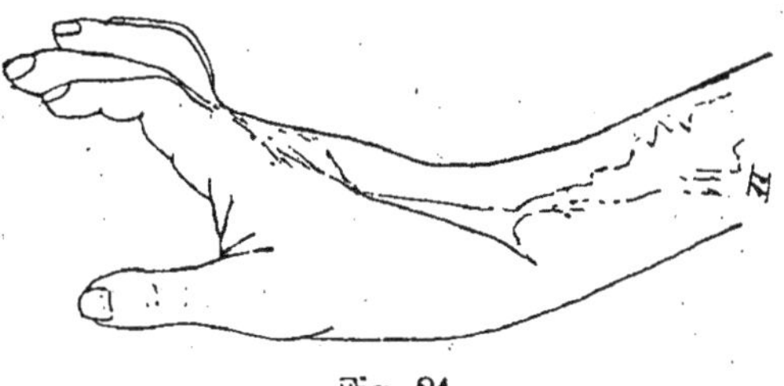

Fig. 21.

gangrène et, plus tard, par une rétraction cicatricielle, dont la figure 20 permet d'apprécier la grande importance. « Elle immobilise complètement la main, dont l'enfant ne peut se servir en rien. »

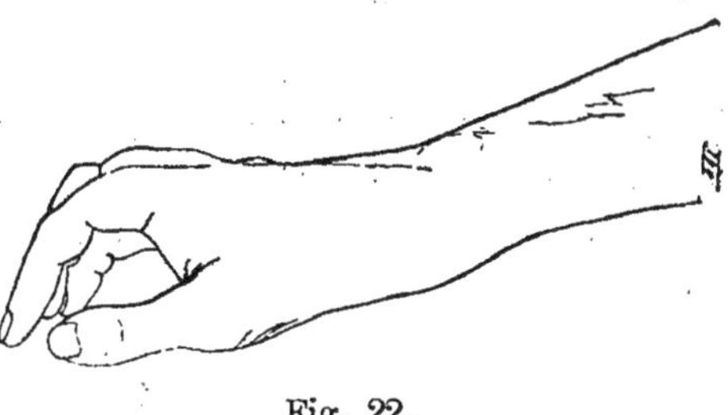

Fig. 22.

Une première opération, pratiquée par M. le Dr Toussaint consista en une section de la cicatrice, suivie de compression. Le résultat fut déjà bon ; la préhension était redevenue possible ; mais le médius était immobilisé, ankylosé dans son articulation métacarpo-phalangienne ; et il gênait la flexion des autres doigts (fig. 21).

C'est alors que le même chirurgien fit la désarticulation du médius et l'autoplastie à l'aide des téguments palmaires de ce doigt. On peut juger de l'excellent résultat par la figure 22.

L'opéré fut transformé au point de boutonner ses vêtements, de recoudre ses habits et même d'écrire des lettres françaises (1).

---

(1) Dr CHARLES, *Des résections de l'avant-bras après les traumatismes des parties molles.* Thèse de Paris, 1891, p. 28, 30.

Dans les deux opérations de MM. Courty et Toussaint, la tête du métacarpien du doigt désossé a été conservée. — Elle n'a plus de doigt à porter, — donc elle n'est plus utile et elle aurait pu être supprimée. — Cette tête métacarpienne maintient à distance deux doigts, qui auraient gagné à se trouver plus voisins, et même à devenir contigus : elle est donc nuisible, du moins dans une certaine mesure. — C'est pourquoi j'ai préféré pratiquer systématiquement l'amputation dans le corps du métacarpien et non plus la simple désarticulation (2).

Ma première opération se rapporte à une petite fille de 8 ans. En 1888 la rétraction cicatricielle après une brûlure, avait suivi sa marche progressive; elle en était arrivée au renversement de la main sur l'avant-bras et au renversement

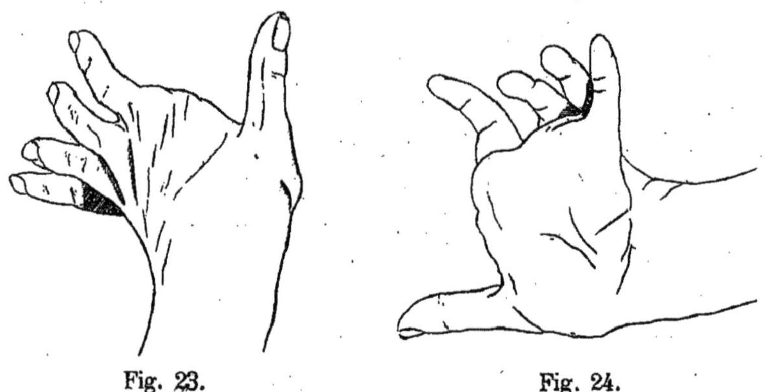

Fig. 23.

Fig. 24.

des doigts dans le dos de la main (fig. 23 et 24). La flexion des doigts était devenue absolument insuffisante, ainsi que le

---

(2) M. le docteur Ch. Flament, de Carvin (Pas-de-Calais), remarquablement établi les motifs de ce choix dans sa thèse : *Sur l'amputation des doigts dans les métacarpiens*, Paris, 1890.

montre la figure 25 ; elle était surtout incompatible avec l'acte de la préhension. Le médius et l'annulaire étaient particulièrement entravés.

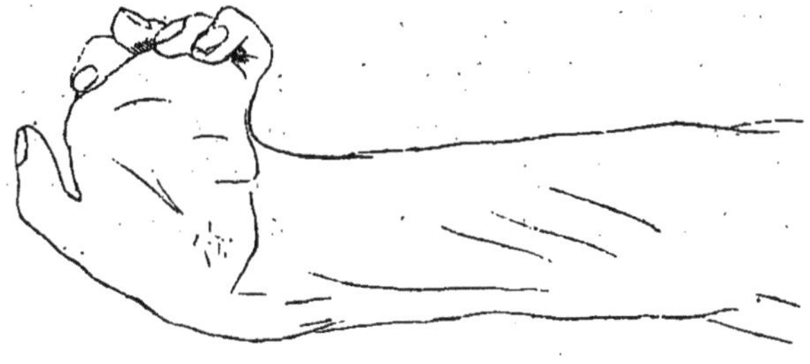

Fig. 25.

Voulant restreindre le sacrifice, je n'allai pas jusqu'à supprimer deux doigts et j'opinai pour le désossement de l'annulaire, par ce motif que la cicatrice, étant plus longue et plus profonde sur le bord cubital, avait entraîné une déviation plus importante de ce côté. L'ongle fut enlevé en même temps que tout le squelette jusqu'au milieu du métacarpien. Toute la peau du doigt, qui n'avait pas été transformée par du tissu inodulaire, fut conservée ; elle fut reportée sur la face dorsale de la main, afin de recouvrir la surface cruentée qui résultait de la section et de la libération de la cicatrice sur cette face dorsale de la main.

Le résultat fut une déception : le lambeau fourni par le désossement devait bien et dûment conserver toute sa vitalité ; il n'y avait qu'une très minime portion gangrénée du lambeau libéré de la cicatrice ; mais, contre toute prévision, il y avait de la gangrène de la phalange unguéale de l'index et de celle de l'auriculaire.

La main fut incontestablement et notablement plus utile qu'avant l'opération ; mais il n'était pas possible de juger le procédé par ce cas malheureux.

Mon second opéré est un lamineur âgé de 16 ans, qui fut atteint, le 15 décembre 1890, d'un coup de cylindres dans une machine à cintrer les zincs destinés aux piles électriques. Le traumatisme porta plus particulièrement sur le bord cubital de la main. L'auriculaire fut écrasé. Les annulaire, médius et index furent aplatis. Les quatre derniers métacarpiens furent fracturés immédiatement au-dessus de leurs têtes et celles-ci furent renversées en arrière. La peau fut sectionnée au niveau du poignet dans tout le pourtour du membre. En se dégageant énergiquement, l'enfant retira la main; mais il retroussa complètement toute cette peau, tant de la face dorsale, que de la face palmaire de la main et depuis le poignet jusqu'aux espaces interdigitaux.

Vers la fin de décembre se fait l'élimination des escharres. Celles-ci comprennent malheureusement, non seulement l'auriculaire, mais encore la totalité de la peau de la région métacarpienne, des deux faces

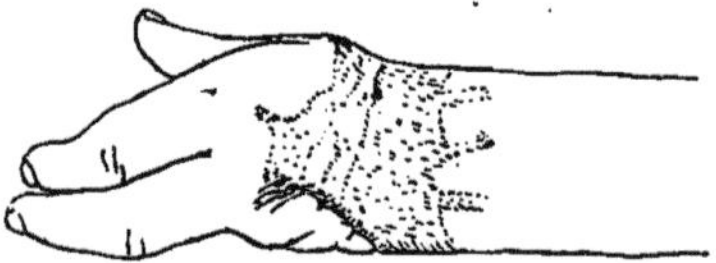

Fig. 26.

de la main et de tout son bord cubital. Mon excellent confrère et ami, le docteur Dransart, de Douai, me fit l'honneur de me confier le soin d'une opération autoplastique, laquelle fut pratiquée à Auby, le 6 janvier 1891. — Après abrasion des bourgeons charnus, le cinquième métacarpien fut enlevé au moyen de la scie à marqueterie aussi près que possible de son articulation supérieure; — puis, fut pratiqué le désossement de l'annulaire, dont le col du métacar-

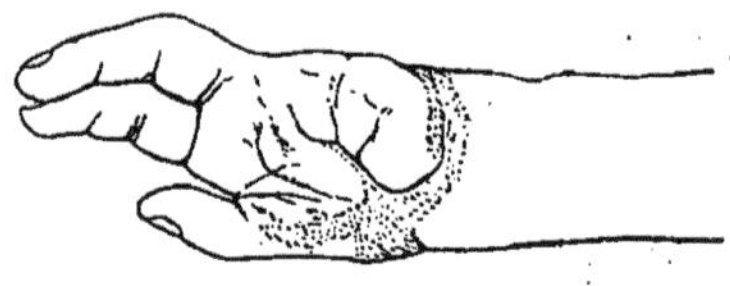

Fig. 27.

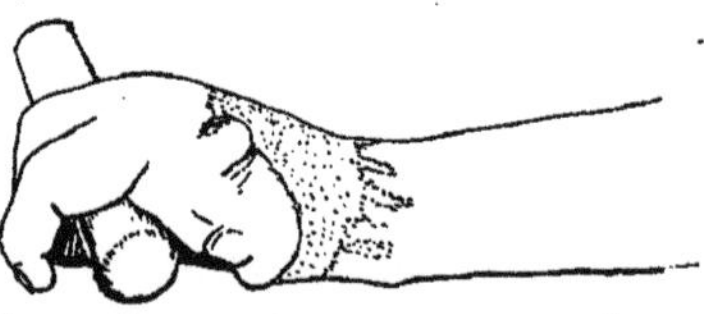

Fig. 28.

pien était fracturé et l'articulation métacarpo-phalangienne ouverte. — L'incision est conduite longitudinalement sur le milieu de la face interne de cet annulaire, en évitant de léser les artères collatérales ; elle se termine par une sorte de raquette, afin de circonscrire l'ongle et de le supprimer en totalité. — La dissection est menée au moyen d'un ténotome droit, qui suit de près la gaine fibreuse des tendons. — La section du quatrième métacarpien est faite de la même façon que celle du cinquième. — Cependant, le lambeau obtenu s'enroule, se recoqueville dans des conditions peu propices pour recouvrir la vaste surface cruentée : alors, quelques coups de bistouri sectionnent les tractus fibreux de la face profonde du lambeau, tantôt sur le milieu de la portion palmaire, exactement entre les deux artères collatérales palmaires, tantôt et plus souvent sur le milieu même du lambeau, entre les deux collatérales externes, palmaire et dorsale. — Dans ces conditions, le lambeau se trouve régulièrement étalé ; et il est maintenu au moyen de quelques crins de Florence, qui font, non pas l'affrontement, mais un simple rapprochement du lambeau vers la région cubito-carpienne.

La réunion se fit régulièrement par seconde intention et sans trace de gangrène.

Actuellement, ce jeune garçon ne souffre pas ; il peut se servir de sa main ; et, s'il ne travaille pas, c'est parce qu'il a temporairement quitté l'usine pour retourner dans une école.

Mon troisième opéré est un ouvrier de 25 ans 1/2, atteint, le 19 mars 1891, par un coup de carde sur la face dorsale de la main droite. La conservation fut tentée et obtenue comme le montre la figure 29 ; mais les bains chauds, les douches chaudes, les frictions et le

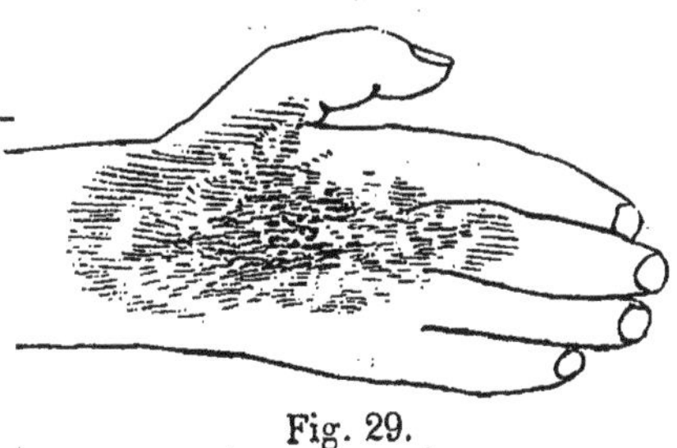

Fig. 29.

massage furent vainement employés. Les quatre derniers doigts demeuraient immobiles dans l'extension. Le pouce, demeuré à peu près hors de cause, ne parvenait pas à fonctionner à cause de l'entrave apportée par la grande cicatrice dorsale qui était adhérente aux trois métacarpiens médians (fig. 30). La préhension était impossible (fig. 31).

En juillet 1891 , une opération fut demandée par le blessé, par sa famille et en même temps par l'industriel chez lequel l'accident était arrivé. — La suppression des médius et

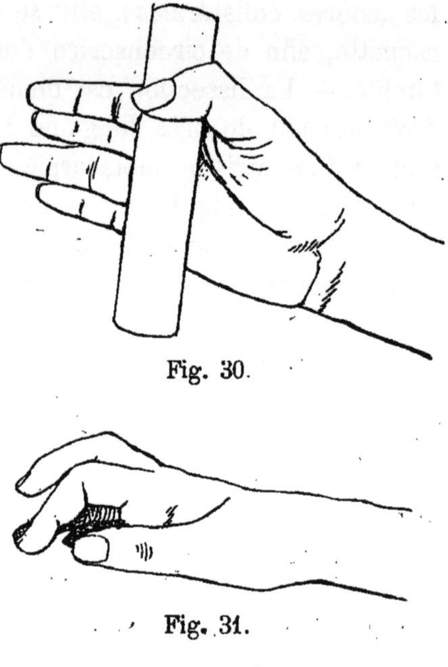

Fig. 30.

Fig. 31.

annulaire était évidemment imposée. La question était douteuse pour l'index ; mais la première incision permit de l'élucider, il n'y avait plus d'extenseur propre, ni d'extenseur commun, et la cicatrice était adhérente au métacarpien : le sacrifice de l'index était donc nécessaire ; mais ce doigt était, par proximité du pouce et aussi par la valeur de ses tissus, plus avantageux que les autres pour fournir les éléments du lambeau de cheiroplastie : il fut donc choisi pour le désossement, avec suppression de la totalité de l'ongle. — La section des trois métacarpiens fut faite aussi près que possible de leurs articulations carpo-métacarpiennes. L'étalement du lambeau désossé fut rendu possible et facile, par un débridement de tous les tractus fibreux de la couche cellulo-graisseuse, situés sur la ligne médiane palmaire. (C'est le débridement, dont il s'agit, qui se trouve marqué par un pli très appréciable sur les fig. 32 et 33). Un drain fut placé transversalement sous la base du lambeau ; et la suture, faite en surjet, fut complétée par un pansement, non antiseptique, formé d'une copieuse quantité d'ouate stérilisée à l'autoclave, et dont la compression méthodique fut conduite selon la méthode de M. Alph. Guérin.

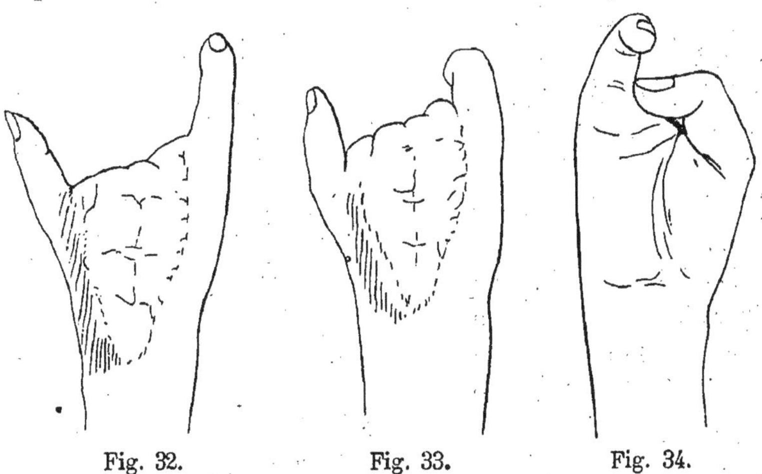

Fig. 32.   Fig. 33.   Fig. 34.

La réunion fut obtenue complètement par première intention, même sur la face dorsale du premier espace intermétacarpien, là où le tissu inodulaire était encore épais de 6 à 8 millimètres.

Actuellement, cet ouvrier a repris son travail de cardeur. Il fournit des mouvements de flexion du pouce (fig. 32). Il exerce facilement la préhension des objets de moyen volume ; et il le fait sans fatigue pendant toute sa journée de travail. Il peut également manier des objets de petit volume : c'est ainsi qu'il écrit d'une façon très satisfaisante.

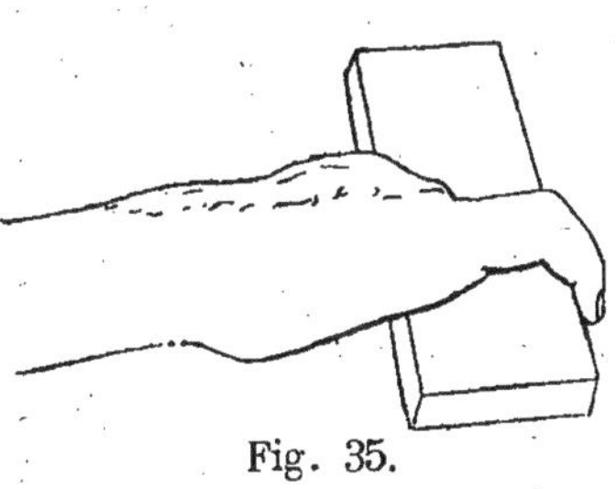

Fig. 35.

On peut donc le dire, ce blessé, réduit à l'état d'invalide par la conservation totale de son membre, est redevenu capable de fournir la somme régulière de son travail professionnel après la cheiroplastie par désossement d'un doigt.

Malgré le petit nombre de ces faits, j'ai l'honneur de présenter à l'Académie les conclusions suivantes :

L'autoplastie de la main par désossement d'un doigt est indiquée pour remédier aux vastes pertes de substance déterminées par des plaies par ratissage, par des coups de cylindre, ou par des brûlures.

Cette autoplastie doit être pratiquée en longeant de très près la surface de la gaine fibreuse des tendons, au moyen d'un ténotome droit, afin de bien sauvegarder l'intégrité des vaisseaux et des nerfs.

Tout les éléments de l'ongle doivent être supprimés.

Il est avantageux d'amputer le squelette du doigt dans son métacarpien, sans se borner à la désarticulation métacarpophalangienne.

Il est utile de faire, à la face profonde du lambeau, un débridement longitudinal des tractus fibreux, afin de favoriser l'étalement du lambeau.

Il suffit de modérer la compression pour éviter l'oblitération des artères, dont la direction se trouve si complètement renversée par la direction du lambeau.

AUTOPLASTIE DE LA MAIN

PAR

DÉSOSSEMENT DE DEUX DOIGTS

Communication faite au *Congrès français de Chirurgie*, de 1892.

Devant une autre assemblée (1), j'ai eu l'honneur de proposer une tentative de cheiroplastie, dans le but de subvenir à la perte de la valeur fonctionnelle de la main, lorsque celle-ci est la conséquence d'une insuffisance de peau sur la face dorsale du métacarpe.

L'exsossation d'un doigt est une opération depuis longtemps connue ; il n'en est pas de même de l'autoplastie de la main par désossement d'un doigt ; — et j'ai eu le regret de voir mes tentatives peu appréciées jusqu'ici, puisque personne, à ma connaissance, n'a cru devoir imiter ma conduite.

Il reste cependant toujours certain que, pour la main, la fonction prime la forme (Farabeuf).

Pour sauvegarder la fonction de certains doigts, les chirurgiens tombent d'accord pour faire le sacrifice, — c'est-à-dire l'amputation — de quelques doigts, qui entravent les mouvements du reste de la main ; mais il est tellement rationnel d'utiliser les débris de la portion amputée, que l'idée en est très ancienne ; elle remonte à plus d'un siècle (Dessaix, de Turin ; mars 1761).

---

(1) *Académie de Médecine de Paris*, 25 août 1891.

Cependant, c'est à M. le prof. A. Verneuil (de l'Institut) que revient le mérite d'avoir le premier précisé en termes formels, l'indication du principe du désossement (1er avril 1856).

Le 17 avril 1857, Courty, de Montpellier, pratiqua la première autoplastie de la main par désossement du médius.

Le 30 avril 1865, M. Eugène Bœckel fait une opération analogue.

Le 11 août 1886, M. H. Toussaint, médecin-major à Lille, en fait une à son tour.

Trois fois, j'ai eu l'occasion d'intervenir de la même façon, d'abord en 1888, puis le 6 janvier 1891 et enfin en juillet de la même année.

Les résultats, que j'ai eu la bonne fortune d'obtenir, m'ont permis de conclure que l'autoplastie de la main par désossement d'un doigt est indiquée pour remédier aux vastes pertes de substance déterminées par des plaies par ratissage, par des coups de cylindres ou par des brûlures. — Je dois y ajouter aujourd'hui les coups de courroies.

Il est une autre conclusion plus importante, que j'ai l'honneur de soumettre au Congrès ; — l'autoplastie de la main par le désossement de deux doigts est aussi aisément praticable, et aussi utile que l'opération par le désossement d'un seul doigt. — Deux faits nouveaux en sont la démonstration.

OBSERVATION, par M. P. TRICHET.

En août 1891, un porteur de bobines, âgé de dix-neuf ans et demi, fut atteint de brûlures étendues et profondes causées par de la suie incandescente. Les brûlures de sa main droite furent tellement étendues et tellement profondes, qu'un mois après l'accident, les surfaces bourgeonnantes de la face dorsale de la main, comprenaient encore la totalité de la face dorsale des quatre derniers doigts, de tout le métacarpe et de plusieurs portions de l'avant-bras, ainsi que le montre la fig. 36.

Trois mois après l'accident, la cicatrisation était enfin obtenue ; les bains, le massage et l'électrisation avaient été mis en œuvre dans le but d'assouplir les tissus et de restituer les mouvements des doigts intéressés. — Le résultat était satisfaisant pour le pouce ; il était médiocre pour l'index et le médius, absolument nul pour l'annulaire et l'auriculaire, dont la brûlure avait été notablement étendue et surtout

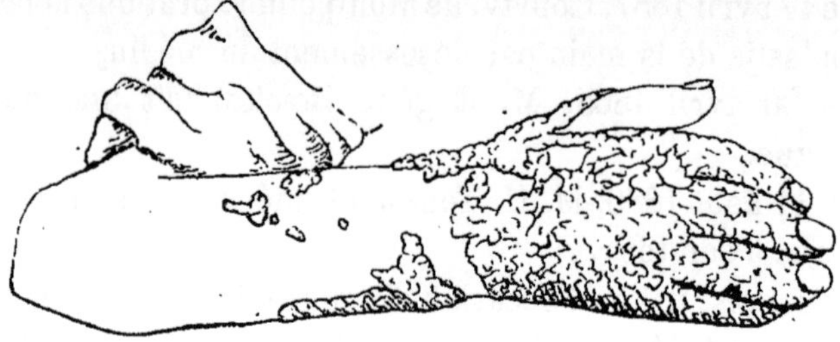

Fig. 36.

plus profonde, puisqu'elle avait déterminé la mortification d'une partie des tendons extenseurs. — Il y a plus, la cicatrice de la face dorsale des 4e et 5e métacarpiens entraînait le renversement de ces deux

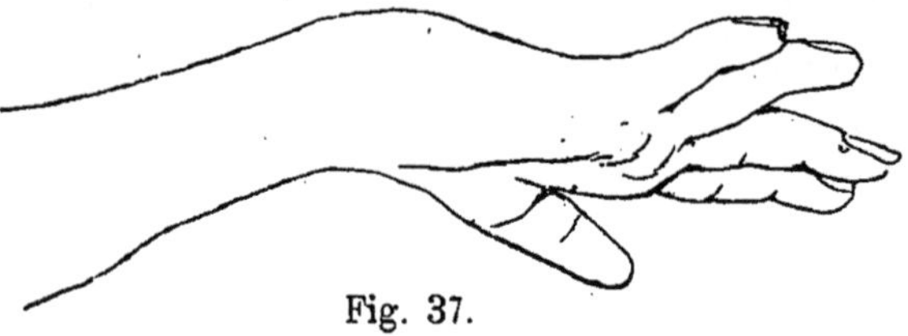

Fig. 37.

doigts vers la face dorsale et elle se prolongeait avec celle du médius. Ces cicatrices se confondaient tellement entre elles, que les mouvements les rendaient connexes : l'attitude des deux derniers commen-

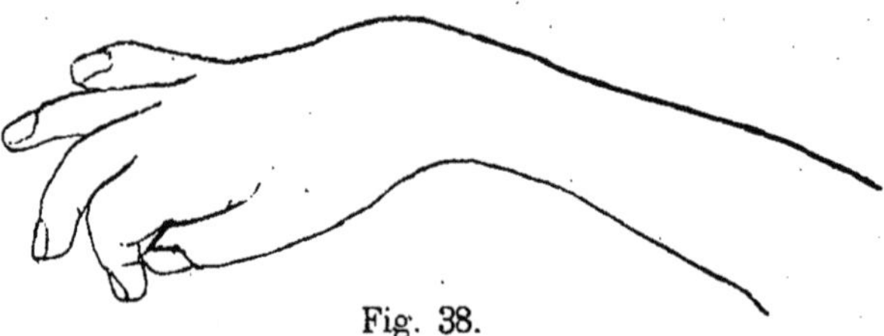

Fig. 38.

çait à produire la déviation du médius ; — les mouvements de flexion du médius étaient entravés par la bride de l'annulaire, qui fixait celui-ci dans une extension constante et forcée. (La fig. 37 indique la limite de l'extension pour tous les doigts, les fig. 38 et 39 indiquent celle de la flexion, qui n'est vraiment utilisable que pour le pouce et l'index seulement).

Il était donc désormais acquis que les deux derniers doigts de cette main ne pouvaient plus rendre aucun service au malheureux porteur

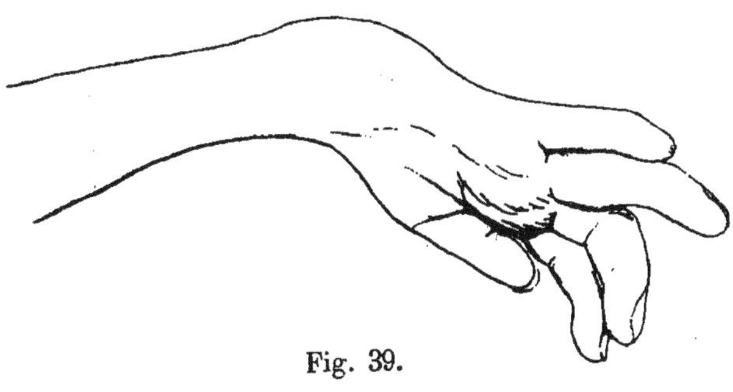

Fig. 39.

de bobines ; il était en outre définitivement démontré que la conservation de ses doigts, menaçait le peu qui restait de la fonction de l'index et surtout du médius.

Le désossement de l'auriculaire et celui de l'annulaire furent pratiqués selon la méthode antérieurement décrite ; et l'autoplastie de la face dorsale de la main fut obtenue dans des conditions vraiment heureuses, non-seulement pour la région métacarpienne, mais encore et surtout pour la région métacarpo-phalangienne.

La réunion fut obtenue par première intention ; et le résultat fut à ce point rapide, que la préhension était déjà utilisable alors que la cicatrisation n'était pas encore achevée.

J'aurais voulu présenter au Congrès le témoignage du résultat sincère de mon opération ; c'est pour ce motif que j'ai attendu jusqu'à ces derniers jours pour prendre mes croquis ordinaires au moyen de la chambre claire : j'ai eu la déception de trouver mon opéré atteint d'une fièvre typhoïde au milieu seulement de son évolution, et il m'a fallu renoncer à faire la preuve et même à bien connaître la valeur actuelle de cette main.

Le second fait se rapporte à un contre-maître, atteint d'un coup de courroie, le 16 avril 1891.

Les coups de courroie sont des blessures encore peu connues et dont j'ai observé un certain nombre de cas. — Ce sont des plaies par glissement, qui présentent ce caractère particulier de décoller de vastes étendues de peau et de priver celle-ci des éléments d'irrigation sanguine d'une part, des éléments d'influx nerveux d'autre part. De là résultent des gangrènes traumatiques plus ou moins étendues et auxquelles il est impossible de porter remède. — Le mérite d'avoir fait connaître ces curieuses lésions appartient à mon excellent confrère et ami, M. le docteur Butruille, de Roubaix.

Je ne crois cependant pas qu'il existe dans la science un cas plus complet et plus profond que celui que j'ai l'honneur de présenter aujourd'hui au Congrès. — Je le dois à l'obligeance de mon bon confrère et ami, M. le docteur Baroux.

OBSERVATION rédigée par M. TRICHET.

Le 16 avril 1891, le contre-maître de tissage, Constant V......., âgé de 41 ans, veut replacer une courroie sur sa poulie, en se servant directement des mains pendant la marche de la machine. La main droite n'est pas entraînée ; mais elle est l'objet d'un frottement prolongé et uniforme de la courroie sur toute l'étendue dorsale des portions carpienne et métacarpienne de cette main.

Ce frottement énergique et prolongé détermine une brûlure étendue aux 4ᵉ et 5ᵉ degrés.

Six semaines après l'accident, une vaste plaque de gangrène s'élimine et M. le docteur Baroux (d'Armentières), constate que cette plaque comprend, non seulement la totalité de la peau et du tissu cellulo-graisseux sous-cutané de la face dorsale du carpe et du méta-carpe, mais encore, et surtout, la totalité des tendons extenseurs du pouce, de l'index, du médius et de l'annulaire. En conséquence, il ne reste plus aucun des tendons dorsaux sur les portions médianes de la région ; et il ne subsiste que le tendon extenseur de l'auricu-laire en dedans et les abducteurs du pouce en dehors. La vaste surface cruentée, ainsi mise à découvert, bourgeonne régulièrement dans presque toute son étendue, mais elle laisse quelques points du squelette dans un état manifestement anormal.

En effet, pendant les mois suivants , quelques esquilles s'éliminent les unes après les autres : l'une d'entre elles se montre plus importante et présente les caractères du deuxième métacarpien, dont elle comprend la moitié de la masse, tant en longueur qu'en épaisseur.

En septembre et en octobre, d'autres sequestres s'éliminent ; ils ne présentent aucun caractère anatomique qui prête à la détermination ; mais leurs orifices de sortie donnent à penser qu'il s'agit de quelques portions carpiennes du squelette.

Cependant les mouvements d'extension sont toujours tous également perdus ; ceux de flexion sont de plus en plus annulés, ainsi que ceux d'abduction et d'adduction ; enfin la pronation et la supination se perdent à leur tour. Pendant toute cette période de réparation, M. le docteur Baroux ne cesse de proposer une opération autoplastique, dans le but de supprimer les débris qui entravent le reste de la fonction de la main, et aussi dans le but de sauvegarder le fonctionnement des quelques éléments, qui en demeurent encore utilisables.

Enfin, le 10 février 1892, le blessé se décide à soumettre la question à M. Guermonprez.

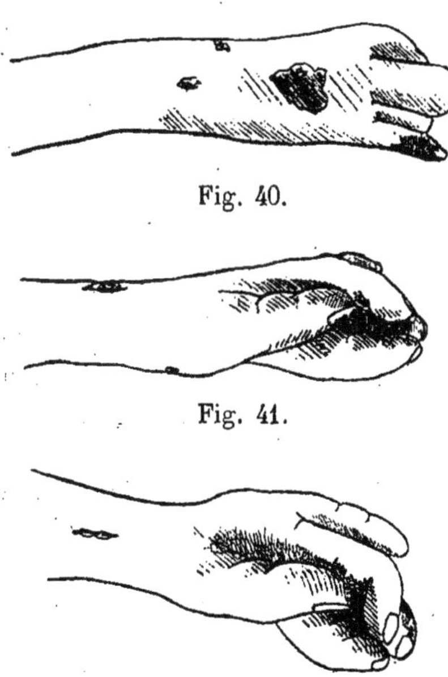

Fig. 40.

Fig. 41.

Fig. 42.

Le membre est extrêmement atrophié dans toute son étendue ; l'avant-bras présente des poils très longs, très durs et très noirs, surtout dans sa portion inférieure. Le poignet est devenu d'une étroitesse, qui le rend absolument difforme. La main est lisse, dure, scléreuse, sur toute sa face dorsale, extrêmement rétrécie et absolument inutilisable par sa face palmaire. Les doigts sont tous uniformément œdémateux , durs et sensibles ; ils demeurent immobilisés dans une attitude d'extension de leurs portions supérieures et dans une très minime flexion de leur segment terminal ; mais, ce qui est le plus étrange, c'est la disposition de chevauchement de ces doigts les uns sur les autres. — Le pouce est très entraîné vers la paume de la main en une sorte d'opposition forcée ; — il en est de même de l'index. — Le médius est au contraire refoulé vers la face dorsale. — L'annulaire est entraîné et fait saillie du côté palmaire, — tandis que l'auriculaire est, à son tour, refoulé vers la face dorsale. — Plusieurs plaies subsistent encore, bien qu'une période de dix mois se soit écoulée depuis l'accident : une se trouve sur la face dorsale du métacarpe, au centre de la primitive perte de substance ; deux sur la face dorsale du carpe ; une très profonde avec décollement palmaire dans le premier espace inter-métacarpien ; enfin une cinquième vers le quart inférieur de la face antérieure de l'avant-bras.

En présence de l'impossibilité d'utiliser désormais les éléments de cette main aussi profondément altérée, le sacrifice des trois doigts médians est proposé et accepté. sans entrer dans la discussion de désossement, ni d'autoplastie ultérieure.

Le 12 février 1892, à la maison de santé St-Camille, l'opération est pratiquée par M. Guermonprez, avec l'aide de M. le médecin-major Ch. Legrain et de M. le Dr Baroux. La chloroformisation est rendue laborieuse par la facilité du sujet à se réveiller et par la nécessité de doses élevées de l'anesthésique.

L'incision est conduite sur le milieu de la face dorsale de l'index et sur le milieu de la face dorsale de l'annulaire ; elle fait simplement le pourtour du pli digito-palmaire du médius ; et elle se termine en un angle très aigu vers le milieu de la face dorsale du carpe et comprend entre ses limites extrêmes une portion notable du tissu cicatriciel dorsal, mais non pas sa totalité. — La coupe de ce tissu scléreux rigide conduit à sectionner des vaisseaux artériels et veineux, dont la coupe demeure largement béante et verse du sang en abondance, — ce qui explique en partie la soif intense, dont se plaint l'opéré dès son réveil.

Le désossement de l'index s'effectue sans incident notable, au moyen du ténotome droit ; il est facilité, dans la portion palmaire, par un état d'infiltration, qui différencie nettement la couche cellulo-graisseuse d'une part d'avec la gaîne fibreuse de la synoviale tendineuse d'autre part. — Cependant l'étroitesse du chevauchement et l'abondance de l'hémorrhagie en nappe sont les obstacles importants pour empêcher l'usage du bistouri au moment du dégagement de la portion métacarpo-phalangienne de ce doigt. C'est pourquoi le chirurgien entreprend de dégager ce segment, en procédant des portions centrales vers les portions périphériques : — la diaphyse du second métacarpien est donc attaquée au moyen de la rugine de Farabeuf ; mais la valeur tranchante de l'instrument apporte une difficulté nouvelle, en déterminant sa facile pénétration dans le tissu enflammé de l'os. Pour pratiquer la section de l'os à proximité de son extrémité supérieure, l'étroitesse des deux premiers espaces intermétacarpiens est tellement exagérée, qu'il est impossible d'y introduire la scie à marqueterie, ni la scie à chaîne, après la sonde d'Ollier. C'est ainsi que le chirurgien en vient à pratiquer ce temps d'exérèse au moyen de la gouge et du maillet. Le reste du dégagement de l'os est rapidement obtenu au moyen de la rugine manœuvrant de la base vers la périphérie du doigt.— Les tendons fléchisseurs sont sectionnés à la hauteur du pli digito-palmaire.

L'amputation du médius avec son métacarpien est pratiquée selon la méthode ordinaire, avec cette différence, que la section osseuse est facilement assurée au moyen du bistouri court, épais et courbe, lequel traverse ce foyer d'ostéïte raréfiante presque d'un seul coup.

Le désossement de l'annulaire s'effectue comme celui de l'index ; et le quatrième métacarpien est sectionné de la même façon que le troisième.

Deux cavernes osseuses sont ensuite méthodiquement curettées ; l'une répond au grand os ou à l'os crochu ; l'autre, située plus haut et plus en dehors, répond plus probablement au semi-lunaire ; chacune de ces deux cavernes contient un sequestre d'un très petit volume.

L'hémostase est assurée sans aucune ligature : La forcipressure a suffi.

Au moment de pratiquer le drainage et la suture, il devient facile de constater que l'écartement du pouce et de l'auriculaire ne peut être accompli que dans une très minime étendue. Le désossement complet de deux doigts met donc en disponibilité une proportion de téguments, qui est vraiment excessive. C'est pourquoi la portion palmaire est seule conservée pour l'annulaire ; tandis que la totalité de l'index est utilisée. — Deux drains sont placés : l'un sur le bord radial et vers les couches palmaires ; l'autre sur le bord cubital et vers les couches dorsales. — Le pansement est simplement aseptique.

La réunion est obtenue par première intention. — Toutefois deux incidents doivent être signalés : c'est d'une part le sphacèle partiel des portions sectionnées des tendons extenseurs ; c'est d'autre part un très petit et très superficiel phlegmon circonscrit de la portion la plus inférieure de l'éminence thénar.

Le 29 février, le dernier drain est supprimé. Quelques écussons de sparadrap diachylon suffisent pour tout pansement ; (manuluves phéniqués chauds).

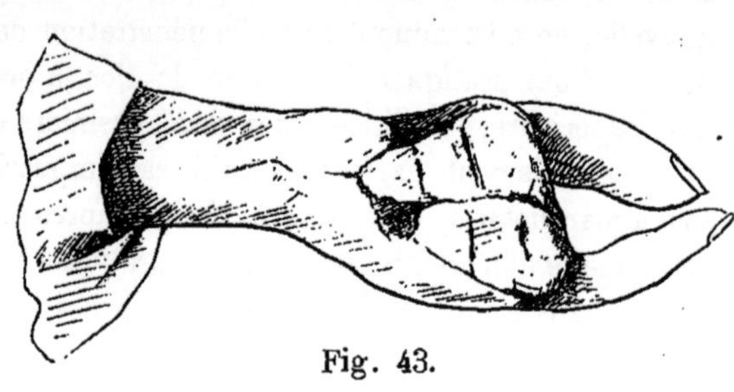

Fig. 43.

Le 16 avril, le contre-maître Constant V... a repris toutes ses occupations , il fait des travaux délicats puisqu'il écrit, ainsi qu'en témoigne le spécimen ci - joint (fig. 46) ; il fait certains travaux de force puisqu'il est capable de donner un coup de marteau, de porter un fardeau, de manier une manivelle lorsque les circonstances le comportent.

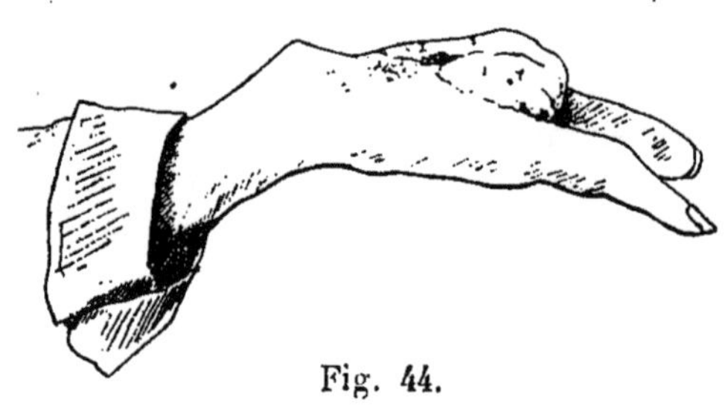

Fig. 44.

Une lacune importante existe encore, puisque cet homme a beaucoup perdu des mouvements de supination. Le motif principal se trouve, je pense, dans une ankylose radio-carpienne inférieure, qui ne me paraît pas au- dessus des ressources de la chirurgie.

Le Congrès voudra bien me permettre de profiter de ma présence à la tribune pour prendre date à ce sujet. — Deux fois, en effet, j'ai pratiqué systématiquement la résection sous périostée de l'extrémité inférieure du cubitus, dans le but de restaurer les mouvements de pronation et de supination ; et, dans les deux cas, le résultat cherché avait été obtenu.

Dans le cas particulier du surveillant Constant N..., je
pense que cette opération serait plus particulièrement utile,
parce que son cubitus fait sur la face dorsale du poignet une
saillie très accumi-
née , dont il n'est
pas facile de juger
par les fig. 43 et
45, mais qui est
nettement prouvée
par la fig. 44, cette
saillie menace de
perforer la peau.—

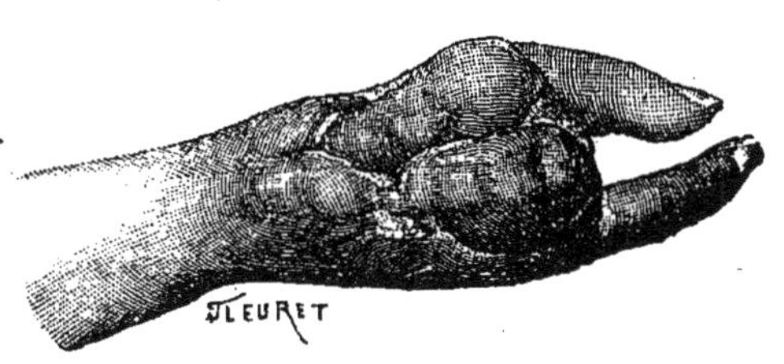

Fig. 45.

Jusqu'ici cet homme n'a pas apprécié ma proposition à ce point
de vue; et le bénéfice qu'il retire actuellement de sa main, et

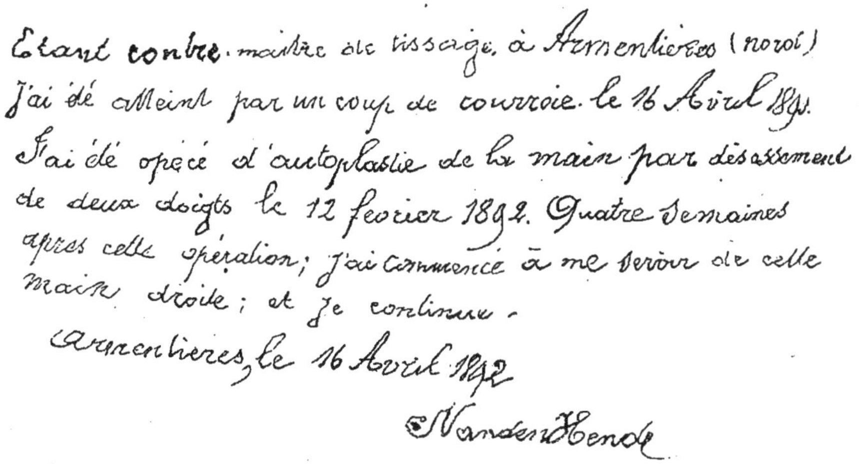

Étant contre-maître de tissage, à Armentières (nord)
j'ai été atteint par un coup de courroie le 16 Avril 1891.
J'ai été opéré d'autoplastie de la main par désossement
de deux doigts le 12 février 1892. Quatre semaines
après cette opération; j'ai commencé à me servir de cette
main droite; et je continue.
Armentières, le 16 Avril 1892
Vanden Hende

Fig. 46.

dont il est satisfait jusqu'à l'enthousiasme, est un bénéfice
attribuable à l'autoplastie par désossement de deux doigts à
l'exclusion de toute autre opération.

Il m'est donc permis de conclure : l'autoplastie de la main
par le désossement de deux doigts est aussi aisément praticable,

et aussi utile, que l'opération par le désossement d'un seul doigt.

Tout récemment, j'ai été amené à juger de cette opération pratiquée dès le lendemain de l'accident, c'est-à-dire, dans les conditions d'une opération primitive.

Le 18 mars 1892, Madame D..., de Roubaix, est victime d'un accident de chemin de fer dans la gare de Lille.

Au moment de sa chute, cette dame étend la main gauche, écarte fortement les doigts, qu'elle étale précisément sur le rail au moment où le train s'arrête. Le passage incomplet de la roue du wagon détermine — un écrasement complet de l'index et du médius dans le corps de leurs métacarpiens ; un écrasement incomplet avec plaie par glissement des 4e et 5e métacarpiens et des phalanges métacarpiennes correspondantes. — Le squelette de l'annulaire est broyé dans une grande étendue, et manifestement inutilisable ; les parties molles de ce doigt, bien qu'étranglées latéralement par l'anneau métallique, (alliance de cette femme), paraissent encore suffisamment conservées, du moins dans leur portion palmaire. — Le pouce est intact.

Le 19 mars, M. le docteur Lepoutre, de Roubaix, veut bien accepter ma proposition ; et il pratique l'autoplastie dorsale de la main, après le désossement de la peau de l'annulaire. Les sutures sont intentionnellement laissées dans un état d'affrontement incomplet.

Dès la semaine suivante, survient un eczéma phéniqué peu grave, qui n'entrave pas la réparation des plaies.

Le 11 avril, il est encore trop tôt pour

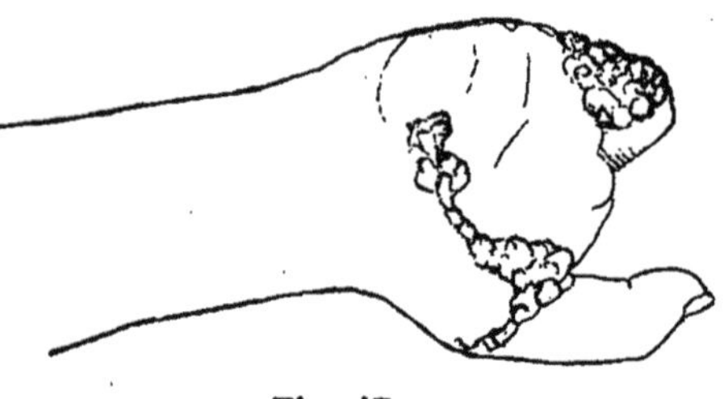

Fig. 47.

apprécier définitivement la valeur du résultat ; mais les trois croquis suivants suffisent à démontrer que cette main sera encore utilisable.

La fig. 47 montre l'étendue du lambeau dorsal fourni par la peau d'un seul doigt. La fig. 49 prouve l'intégrité de la face palmaire ; tandis que la fig. 48 laisse apprécier l'intégrité du pouce.

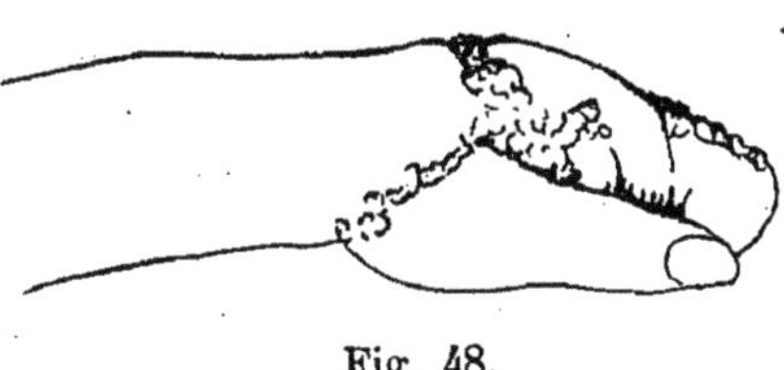

Fig. 48.

Ces documents suffisent déjà pour donner la certitude de l'utilité de cette autoplastie.

Il est donc certain que cette opération peut être effectuée, à titre d'opération primitive, aussi sûrement qu'à titre d'opération tardive.

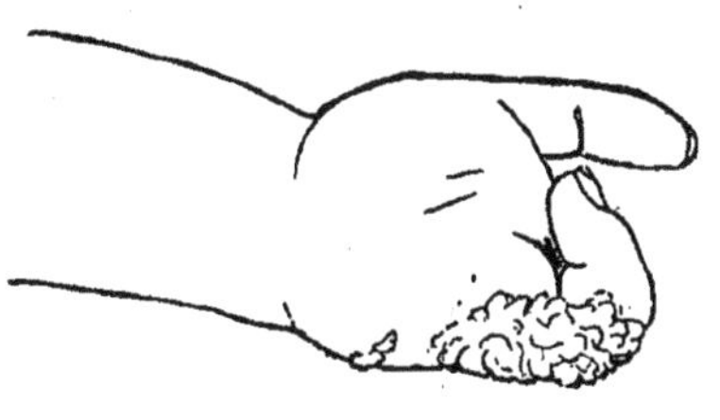

Fig. 49.

Les résultats obtenus pour la main, sont tellement encourageants qu'il est naturel de se demander si une opération similaire ne peut pas être utilisée pour le pied. Tous les chirurgiens savent que l'occasion s'en présente plus rarement que pour la main ; je ne l'ai personnellement rencontrée qu'une seule fois, encore, en suis-je redevable à la générosité de mon estimable confrère M. le Dr Vouters, de Comines (Nord).

Un charretier avait eu le pied droit écrasé entre le sol, d'une part, et la roue de sa voiture d'autre part. Celle-ci n'a fait que passer, d'abord sur le bord externe du pied, puis sur son milieu et enfin sur les trois orteils médians, laissant hors de cause le 1er et le 5e. Il en était résulté une perte de substance assez étendue de la peau dorsale et des tendons. Le troisième orteil était complètement perdu. Je pratiquai le désossement du troisième et du quatrième, désarticulai les deuxième, troisième et quatrième métatarsiens et m'efforçai de pratiquer au moyen de la scie une sorte d'encoche cunéiforme, à travers la partie moyenne du médiotarse (fig. 50).

Malheureusement, les orteils fournissent beaucoup moins d'étoffe que les doigts : c'est une première difficulté.

Les parties molles qui recouvrent le tarse sont encore plus étendues que celles du carpe : c'est une seconde difficulté.

Il en résulte que, quatre mois après l'opération, la cicatrisation n'est pas encore obtenue.

Par ailleurs, la peau des deuxième et quatrième orteils présente encore une sensibilité peu compatible avec une marche prolongée et même avec une profession qui comporte la station debout.

Il est vrai que le résultat est déjà suffisant pour supputer la certitude d'une complète guérison, mais il me paraît impossible de tenir ces résultats pour un succès; l'atrophie du membre est encore très importante et elle subsistera probablement toujours en partie. Je crois donc nécessaire de réserver une nouvelle tentative analogue, pour un sujet plus jeune et pour un cas moins défavorable et je résume ma communication par les trois conclusions suivantes :

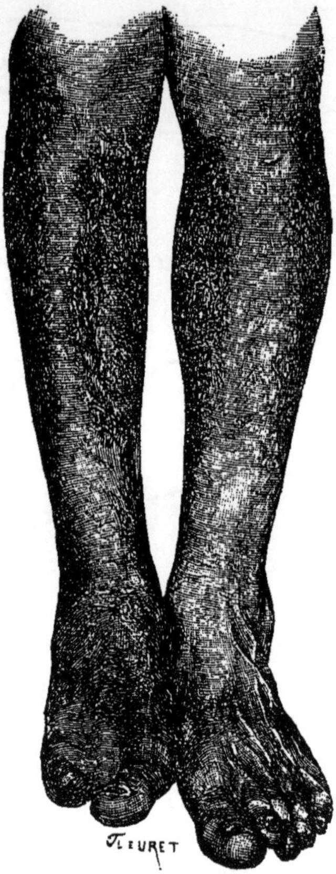

1º L'autoplastie de la main par le désossement de deux doigts est aussi aisément praticable et aussi utile que l'opération par le désossement d'un seul doigt ;

2º Cette opération peut être effectuée à titre d'opération primitive aussi sûrement qu'à titre d'opération tardive ;

3º L'opération similaire ne paraît pas aussi avantageuse pour le pied qu'elle l'est pour la main, du moins chez l'adulte.

Fig. 50.

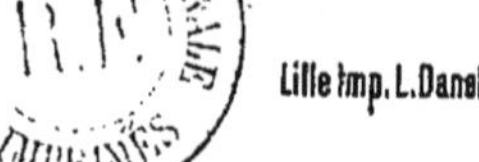